U0276974

脊髓性肌萎缩症

患者家庭康复指导手册

张光宇　编　著

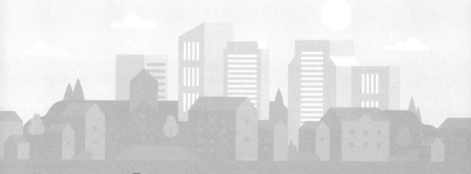

中国协和医科大学出版社

北　京

图书在版编目（CIP）数据

脊髓性肌萎缩症患者家庭康复指导手册 / 张光宇编著. —
北京：中国协和医科大学出版社，2024.4
　　ISBN 978-7-5679-2352-2

　　Ⅰ . ①脊… 　Ⅱ . ①张… 　Ⅲ . ①肌萎缩－康复－手册
　Ⅳ . ①R746.409-62

中国国家版本馆CIP数据核字（2024）第023744号

编　　著	张光宇
策划编辑	张　麓
责任编辑	郑成巍
封面设计	邱晓俐
责任校对	张　麓
责任印制	张　岱
出版发行	**中国协和医科大学出版社**

（北京市东城区东单三条9号　邮编100730　电话010-65260431）

网　　址	www.pumcp.com
印　　刷	北京联兴盛业印刷股份有限公司
开　　本	889mm×1194mm　　1/32
印　　张	3.5
字　　数	45千字
版　　次	2024年4月第1版
印　　次	2024年4月第1次印刷
定　　价	39.00元

序

脊髓性肌萎缩症是基因缺陷所致罕见病的代表性疾病，收录于我国《第一批罕见病目录》。随着多学科联合诊治机制的推广和疾病修正治疗药物的应用，脊髓性肌萎缩症患者的生存期和患者家庭的生活质量显著提高。脊髓性肌萎缩症是2岁以下婴幼儿的头号遗传病死因，正日益成为一种需要长期管理的慢性病。

众所周知，康复训练对于脊髓性肌萎缩症患者的预后和生活质量起着至关重要的作用。脊髓性肌萎缩症康复训练强调日复一日的坚持，较为切实可行的方式是日常居家由家属协助康复训练，配合定期到医院康复科随诊。康复是一门专业性很强的实践科学，如何能够事半功倍地达到每日康复训练的效果，避免不正确动作造成的身体损伤，对于每一个脊髓性肌萎缩症患者家庭来说，都是一门"必修课"。然而，我们在临床工作中发现，虽然近年来脊髓性肌萎缩症的家庭康复和护理取得了一些进步，但规范化指导和教育工作还任重道远。在此背景之下，张光宇医师撰写了这本适合中国脊髓性肌萎缩症患者的家庭康复指导手册。

长年累月照顾脊髓性肌萎缩症患者的家属在搬运、转移患者的过程中，很容易造成自己身体劳损，特别是随着脊髓性肌萎缩症患者逐渐长大，转运患者的难度也越来越大。有些患者随诊时，家属戴着腰托，甚至有的家属因搬运患者受伤而做过手术。我们意识到，家庭照护中如何科学地转运脊髓性肌萎缩症患者是很多患者家属的一个知识盲区，亟待对其进行健康指导。在转运患者的过程中保护好家属，也能使患者得到的照顾平稳实施，不受突发事件影响。为此，本书专门设置了"安全搬运转移指导"这一章，希望能够帮助到每一位负责照护患者的家属。

本书是张光宇医师基于多年临床实践点滴总结出来的精华，相信能够给脊髓性肌萎缩症患者家庭带来切实的帮助，也能够让康复治疗师有所收获。也衷心希望广大脊髓性肌萎缩症患者家庭在使用本书的过程中，多多提出宝贵意见，让这本书越来越贴近真实需求。

虽然罕见病罕见，但爱不罕见。祝所有脊髓性肌萎缩症患者家庭生活得越来越好！

戴　毅

北京协和医院神经科主任医师

2024年3月22日于北京

前言

　　脊髓性肌萎缩症是一种罕见的常染色体隐性遗传性神经肌肉疾病，早在2018年就被列入我国《第一批罕见病目录》。近年来，中华人民共和国国家卫生健康委员会与社会各界对罕见病群体越来越关注，"让罕见被看见"的呼声越来越高。在此背景下，顺应国家的方针政策，也为了帮助脊髓性肌萎缩症患者，本人编写了《脊髓性肌萎缩症患者家庭康复指导手册》，以期为脊髓性肌萎缩症患者提供一个由专业人士指导的家庭康复指导手册，也为诊治及管理脊髓性肌萎缩症患者的相关人员提供临床参考。

　　脊髓性肌萎缩症患者的典型表现是肌肉进行性萎缩和肌力低下，正常站立、行走等运动功能受限，严重的甚至无法完成咀嚼、吞咽、呼吸等基本动作。而长程规范的康复管理可延缓脊髓性肌萎缩症患者疾病进展、预防或减少肌萎缩及骨骼畸形、改善患者心理健康和生活质量，延长患者生存时间。但到目前为止，在我国得到与临床表现相适当的康复管理的脊髓性肌萎缩症患者并不多，大量有能力的康复治疗师对本病诊疗知识的掌握有限，本病相关知识仍需普及。

为了让脊髓性肌萎缩症患者及其家属得到更科学、规范的家庭康复指导，故本人将多年对脊髓性肌萎缩症患者临床诊治实践中实证有效的康复经验汇集成文，形成本书。

本书共三章，涵盖对不同分型脊髓性肌萎缩症患者的康复建议、体位摆放和姿势控制、关节牵伸和活动度维持、主动运动能力和日常功能、训练量的确定，以及如何在家中进行手法牵伸、如何安全搬运和转移患者等内容，图文并茂，实用性强，且制作成方便随身携带的大小，方便读者翻阅、查找。

由于出版时间紧张，书中难免存在不妥之处，敬请各位读者批评指正，多多提出宝贵意见，以便再版时予以修正。

张光宇

2024年3月

目录

第一章

家庭康复管理策略和建议

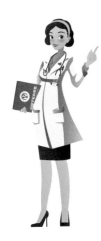

脊髓性肌萎缩症（spinal muscular atrophy，SMA）是由运动神经元存活基因1（survival motor neuron 1，*SMN1*）缺陷，造成脊髓前角运动神经元和脑干运动神经核退行性变，导致相关肌肉进行性萎缩和肌力低下的一类神经肌肉病。随着人们对疾病认识的不断深入，SMA的诊断、治疗和管理正在逐渐为更多人所了解，患者的就诊方式也在逐步优化。近年来，随着特效药物治疗的研发、使用，国内由多专科团队对患者生命和生存各维度科学管理的方法日渐成熟，更有效地维持了药物治疗效果，提高了患者生活质量，延长了患者的生存时间。

我国的青少年和成人SMA临床诊疗指南由来自12个学科的198位专家在2023年联合撰写并发表，对SMA诊疗的多学科协作成果进行了总结，也为今后此类罕见病的诊疗协作提供了更新的临床思维。

对于SMA患者来说，康复是多学科管理中

的必要一环，而家庭康复在患者日常康复管理中起着更为重要的作用。本章将对SMA患者普遍遇到的问题进行概括分析和建议，为患者家庭康复提供参考，例如肢体牵伸时间、主动训练量、支具佩戴等应由康复医师、康复治疗师等专业人士结合患者具体情况给予相应的建议，制订的科学康复方案通常需要反复评估和调整才能更加完善合理。

在国际功能、残疾和健康分类（International Classification of Functioning, Disability and Health, ICF）在关于功能本体的概念上，涉及人类作为功能本体的三方面内容：身体功能和结构、活动和参与。其中，身体功能和结构分别包括身体在生理学上产生的能力（例如运动系统使人具有运动能力）和在解剖学上的人体物理学形态构成的特性（例如骨骼支撑人体的结构、良好的韧带延展性使关节活动范围更大）。而活动和参与两方面还涉及患者作为家庭和社会个体，对外交流、活动、自理、工作和学习、家庭生活、人际交往、生活领域等因素，这些因素在SMA患者的康复管理中与身体功能和结构应给予同等的重视。

　　本章根据世界卫生组织对SMA患者功能的分组方式，以SMA患者能发展到的最大功能的不同，将患者分为不可独坐者、可独坐者和可行走者（图1-1～图1-3）。这种分类与SMA 1型、2型、3型、4型等基本的疾病分型大概相符，但更考虑到患者身体功能和结构，同时兼顾患者的日常活动和参与。

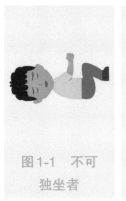

图1-1　不可独坐者

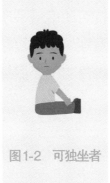

图1-2　可独坐者

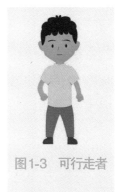

图1-3　可行走者

一、不可独坐者的康复管理策略和建议

不可独坐者受疾病影响最严重，患者系因躯干和肢体变形、无力而无法独立保持坐位姿势，或在成长过程中从未具备独立坐立能力。不可独坐者一般包括1型、2型和年龄较大的3型SMA患者，通常表现出全身肌肉严重无力，近端屈肌肌力显著减弱、肌张力降低，只保留肢体远端部分主动运动，四肢活动度受限明显，脊柱严重侧凸，卧位姿势受限等。在康复管理中，这类患者应以维持和扩大残存功能，尽量减小疾病和继发损害为基本目标。

（一）体位摆放和姿势控制

不可独坐者受脊柱侧凸和四肢关节挛缩影响，长时间采取卧位或在辅助支持下采取坐位，通常无法自行调整肢体位置或移动重心。在卧位时，应利用辅助支持物品，如海绵垫、被褥、毛巾卷、豆袋维持患者仰卧位或侧卧位。支持物质地应软硬适中，过硬则压迫皮肤，过软则支持效果差。在坐位时，应注意在患者头颈部、腋下、脊柱侧凸的侧方等部位给予支撑，保证患者头、颈、躯干均有支持物对抗重力。坐位时可在轮椅或日常用座椅上加装带软垫的支持架，或用束带保持头颈部或躯干竖立。

脊柱向各方向弯曲是SMA患者，尤其是SMA不可独坐者、可独坐者面临的一大难题。在躯干肌肉薄弱的情况下，SMA不可独坐者往往从童年开始就出现脊柱弯曲畸形。这种畸形不仅影响外形、肢体用力和姿势保持，还影响内脏和呼吸功能，因此，规范合理的体位摆放和控制对SMA患者尤为重要。除了前面提到的方法，还可以根据患者不同的需求来使用定制的坐垫和椅背，可固定的肩带、胸带和腹带等。

在人的成长过程中，骨骼会因为人参与各种形式的运动而越来越结实，而SMA患者的骨骼则因为活动减少而变得脆弱。这种脆弱不仅表现在骨质疏松或骨折风险增加，还表现在骨承重的耐受下降和体型发育异常。许多 SMA 患者的骨折与外伤无关，可能只是搬运转移时别住了腿，或者抱举时没保护好上肢或头颈而造成骨折。从增强骨骼强度上考虑，多变换姿势能使患者肢体、躯干在不同位置受力，包括定时翻身、斜靠坐位或直立坐位、坐位重心移动、站立床倾斜的辅助站立等。从转移保护上考虑，移动患者，尤其是不可独坐的患者，要时刻注意手足等肢体远端的保护，以及躯干轴线的中立和维持，避免肢体经常处于悬空状态。

髋关节是下肢近端的粗大关节，对体位和姿势摆放非常重要。在 SMA 患者成长过程中，髋关节周围肌肉发育薄弱，关节周围肌肉强弱差异大，负重不均衡。髋臼窝变浅，导致股骨头容易从髋关节慢慢脱出。伴随骨盆倾斜的加剧，会加快髋关节畸形的发展速度，出现诸如髋关节内收或外展幅度减小、大腿难以并拢或外扩、髋部前屈肌群紧绷、双膝向同一侧倾倒等姿势。可以利用楔形垫、小枕头等让患者双大腿保持于伸展中立位，减少髋部内、外侧肌腱的挛缩。

（二）关节牵伸和活动度维持

不可独坐者的关节牵伸和被动活动从患者主动运动减少时即可开始，即便患者肢体活动尚未出现受限，进行预防性的手法牵伸仍是必要的。牵伸方法应由康复治疗师根据关节不同、受限程度高低和患者的个体功能差异制订运动管理策略。家属与照护者应当在康复治疗师的定期监督和指导下，在家中为患者做日常牵伸活动。

正常状态下，关节活动范围很大程度上是由日常活动来维持，每天定时的被动活动可以有效预防和改善不可独坐者的关节挛缩。以牵伸手法缓解关节紧张挛缩，以被动活动维持现有关节角度，目的在于减少关节挛缩对体位和姿势的限制，提高患者生活舒适感。在患者易挛缩的关节，要根据关节特点使用不同手法。部分受限关节较粗大，关节手感紧绷、僵硬，需要在能活动的范围内充分牵伸，牵伸到最大限度时可以持续较长时间，必要时还可以借助一些工具进行牵伸。另有一些关节非常薄弱，活动性过大，手法则要轻柔一些，关节间隙活动要更精细一些。比如松弛的髋关节被动运动时可能会有"咔嗒咔嗒"的感觉，这可能代表髋关节在髋臼的边缘滑动进出，此时很多患者会感到疼痛，应当尽量避免。手法牵伸和被动活动的最低频率应保持5次/周，坚持1次/日效果更佳。

佩戴支具和矫形器也可对关节起到长时间牵伸和矫正的作用，例如佩戴膝、踝、足矫形器和手部夹板等。支具、矫形器的单次佩戴时间应大于60分钟，使用频率最低应保持5次/周。在患者身体允许的前提下，支具也可持续长时间佩戴，夜间可持续佩戴支具睡觉，但要特别注意定时变换患者体位，以减小支具自重和约束压力对患者肢体的压迫和扭转。

（三）主动运动能力和日常功能

评估时尽可能多地发现并记录患者残存的功

能性主动动作，如屈伸手指、屈伸肘、转头等，患者往往需要以此为基础发展日常独立活动能力，如操作计算机或手机、整理衣物、夹持小物体。康复治疗师可以根据患者尚存的功能性动作和对动作的耐受程度设计训练，训练可分为独立动作和主动辅助动作。

对不可独坐者，生活辅助设备对日常独立能力的实现至关重要。除了常见的电动坐立床、可调节电动轮椅、上肢支撑平台外，还可以选用肢体悬吊工具、浴盆的体位固定装置、眼球追踪控制设备、口部电脑控制器等。个人计算机和手机已成为现代社会生活不可或缺的工具，其操作简易和影响力强的特点恰恰与严重失能的SMA患者十分契合，可以有效提高患者的社会参与和交流能力。

在临床实践中，患者经常出现躯干向上肢优势一侧呈现侧弯的现象，或非优势侧肌力显著下降、关节挛缩变形更严重等问题。因此，照护患者时应注意日常定时变换患者体位和重心，即使只有优势一侧肢体能够使用，也应尝试把手机、食物等目标物品变换到其他位置，使患者在不同重心倾向上建立多个功能性体位。

此外，呼吸能力的衰弱对SMA患者日常功能影响极大，由于肋间肌肉薄弱，患者在呼吸时对膈肌的调动增加，以此保持呼吸流量和肺容量。因此，做主动运动时更要求患者具有充分的呼吸摄氧能力。对于不可坐立者，咳嗽无力和感染是影响患者日常运动和功能的两个主要因素。在家庭照护过程中，应加强对咳嗽的练习，预防细菌、病毒感染，防止吞咽困难和误吸。建议定期接受呼吸科医生的评估，包括咳嗽的效果、血氧含量、胸壁的变化、睡眠时的呼吸情况、是否出现新的呼吸困难等。国外一些机构曾有尝试使用呼吸面罩或咳痰机帮助患儿改善呼吸和咳嗽功能的报道。

二、可独坐者的康复管理策略和建议

可独坐者一般包括2型和3型SMA患者，其中还有部分患者虽然在协助下能够站立但不能行走。相比于不可独坐者，可独坐者的四肢更有力，脊柱侧凸情况更轻，具有坐立能力。这类患者上肢肌力通常也明显下降，近端肌群比远端肌群更弱，许多患者可以做轻微的下肢动作，但对其保持姿势或变换体位的帮助不大。身体多关节挛缩变形，脊柱侧凸也很明显，但比不可独坐者好一些。可独坐者的康复管理目标主要为防止关节挛缩和脊柱侧凸加重，巩固现存能力，争取提高功能。

（一）体位摆放和姿势控制

可独坐者在体位变换和姿势控制中的自主活动能力更强，需关注关节挛缩和脊柱侧凸对体位维持和主动运动的限制。建议佩戴胸腰部矫形器，矫正患者坐姿，同时对患者维持体位起到支持作用。对于躯干和上肢力量足够的患者，可只借助躯干的侧方支撑垫保持坐姿，但要注意避免支撑垫对上肢活动的阻碍。在患者变换体位时应注意头部的保护性支撑，防止颈部损伤，必要时可以佩戴颈部支具。

对于可以辅助站立的患者，应鼓励其勤加练习，使用站立架或站床，或是佩戴下肢长支具站立。鼓励站立支撑对下肢伸展活动十分重要，同时有助于巩固下肢骨骼，经常保持直立位对患者的社会参与功能也有促进作用。

在出现骨折后，可独坐者在体位保持方面可能受到伤痛和外固定的影响，如果采取夹板或石膏等外固定，要在确定骨折愈合后尽快撤掉。此时，与骨折部位相邻的关节非常容易出现活动受限，一定要注意保持这些关节的定时被动活动，家属和护理人员要在专业康复治疗师指导下学习这个阶段的被动手法，防止因骨折造成的长久肢体挛缩。下肢骨折愈合后，还要渐进性恢复下肢的承重能力。疼痛的髋关节可以影响患者坐位姿势，应当注意减轻这一侧髋关节处的压力。理想的体位摆放应当保持各关节都在正常位置，不该因为异常姿势而造成慢性的关节受牵疼痛和半脱位。

一些可独坐者在成长过程中曾具有扶站甚至辅助下行走的能力，此时可以采用学步车、助行器等设备尽可能延长患儿的下肢支撑时间。积极的负重活动有助于巩固骨骼强度，减少跌倒和骨折风险。

（二）关节牵伸和活动度维持

可独坐者的关节牵伸与不可独坐者类似，应在康复治疗师评估患者具体情况后为患者制订方法和计划，家属和照护者应在专业人士的指导和定期监督下，为患者做日常牵伸活动。

可独坐者的肢体活动幅度普遍比不可坐立者强，但肌力仍较弱，在做大幅度牵伸活动时应注意远端关节尽量伸展放松，避免因动作粗暴和活动方向异常造成拉伤甚至骨折。牵伸活动频率应至少5次/周，1次/日更佳。

上下肢仍可采用矫正支具改善患者活动度，但要注意开始使用支具的时机。在患者尚具有较强的活动能力、站立和行走能力时，在相应位置佩戴支具会影响功能动作和身体姿势，还可能阻碍肌肉发挥力量。如果到了使用支具的时候，佩戴时间应尽量保持不少于60分钟/次，睡觉时也可以佩戴支具持续纠正关节，但仍要注意患者皮肤压迫情况和睡眠质量，建议支具佩戴频率保持不少于5次/周。在可辅助站立的患者中，站立训练可以作为跟腱牵伸的方式之一。在辅助下站立训练时长应达到30～40分钟/次，下肢耐力不够的患者可以利用足踝或膝足踝支具辅助支撑，训练频率保持3～5次/周。

（三）主动运动能力和日常功能

可独坐者的肌肉训练应纳入患者的日常生活固定内容，训练不单纯能增强力量，还可提高患者耐力和平衡功能，进而改善社会参与和职业活动能力。坐位训练可以使患者维持静态坐位或尝试主动转移重心。站立训练除了运用下肢支具延长站立时间外，还可以尝试借助悬吊架或在水中进行。坐位和站立的耐力训练能提高患者日常生活的直立时间，间接提高社交、学习或职业的参与程度。

颈部、躯干和近端关节的力量练习是必要的，可以通过他人辅助下的主动运动进行肌力练习，也可利用翻身、起坐、转移等日常动作训练关键肌群，训练时同样应注意双侧肌力的协调发展。

可独坐者通常呼吸能力强一些，但在感冒等感染期间，需要定时接受呼吸道的清理，例如清除气道分泌物、使用咳痰机帮助咳痰或体位引流。理想的呼吸管理包括定期去医院评估和监测呼吸功能、日常的呼吸和咳痰练习、保持气道通畅、及时清除呼吸道黏液、日常监测血氧、备有完整的呼吸支持措施、对感冒等感染的严格防护等。

三、可行走者的康复管理策略和建议

可行走者一般定义标准为可以在无辅助条件下独立步行10米以上，通常包括症状较轻的3型或4型SMA患者。可行走者下肢的肌力下降比上肢更加明显，近端肌力比远端更弱。有研究表明，SMA患者普遍肱三头肌和三角肌比肱二头肌无力更明显，通常臀大肌、髂腰肌、股四头肌和臀中肌比腘绳肌更加无力，这种差异在肌肉力量大、能够有效活动的可行走者中更明显。

（一）体位摆放和姿势控制

可行走者的大部分运动都能自主完成，维持姿势和变换体位都不太困难，因此在日常姿势控制中应着重增强患者坐位、站立和行走的耐力。此外，患者仍可能存在下肢近端关节肌力下降，在站立和行走时应让患者注意双侧用力平衡协调。

（二）关节牵伸和活动度维持

应重点关注可行走者肌力下降的肢体，防止因活动不充分导致的关节挛缩。对能够自主运动的关节，被动牵伸训练可适当减少，同时增加主动辅助训练，在他人的辅助引导下进行关节全范围活动训练。

可行走者有能力控制躯干姿势，因此行走时

可不佩戴胸腰支具，避免因支具妨碍正常行走姿势，但必要时可佩戴支具用于调整坐姿。

（三）主动运动能力和日常功能

建议可行走者及其家属在专业人士的指导和监督下，常规进行有氧训练，包括常规的肌力训练、日常生活动作训练、耐力训练、平衡训练等，也可进行水中运动、向心和离心运动、静力练习等。运动时须注意控制运动量，一般以保持患者心率略低于运动靶心率作为运动强度衡量标准，有测定条件的专业机构可通过观察患者运动时无氧阈出现前1分钟的对应心率来确定，或通过达到峰值摄氧量的40%～60%对应的心率，确定适宜的运动强度。如无上述条件，患者居家可以采取更保守的运动量估算策略，一般以运动后微出汗、呼吸略快但不太影响与人交谈等体征作为训练标准，训练频率保持3～5次/周。

第二章

肢体牵伸活动家庭指导

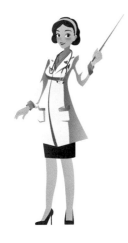

本章旨在为SMA患者在家中进行手法牵伸给予建议和指导。因为SMA患者到专业的医疗机构进行专门康复训练需要消耗患者和照护者大量精力和时间，所以将"定期到医院或机构接受专业指导和监督"与"常规在家中熟练进行康复训练"组合的方式更科学高效。家庭康复中最基本的技术之一是给予患者肢体被动牵伸。不同于康复理论通常概念中的被动活动，SMA患者的手法牵伸要结合患者当下身体情况和未来可能的变化给予充分考虑。

由于SMA患者伴随肌肉力量的下降，运动大幅减少，导致肌腱挛缩和关节活动受限、变形。适宜有效的被动活动可以防止关节活动受限，维持或扩大关节活动度，保持患者良好的肢体状态，使其易于在较弱的肌力下方便运动和保持良好体位。对于关节松弛的SMA患者，长期缺乏活动的肢体会产生明显的困乏感和疲劳感，定期对肌肉和关节进行牵伸刺激能显著增强患者舒适度和激活患者心肺功能，有利于患者长期卧位或坐位无主动运动时身体状态的保持。

作为家庭手法牵伸的实施者，SMA患者的照护者，无论是家属或护理人员，希望可以在认真了解本章知识后，逐步实际操作，达到熟练（图2-1）。

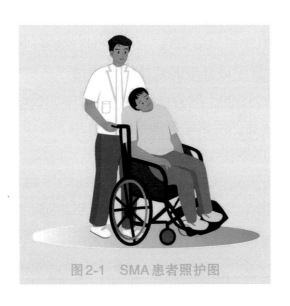

图2-1 SMA患者照护图

如果把"文字知识"和"实际操作"看作构成"熟练掌握牵伸技术"的两大部分，它们的重要性的比例大概是3∶7，"实际操作"的重要程度远胜于"文字知识"。实施者一定不要抱有"应该先把动作学明白了再动手"或者"不敢动"的想法，要先"照葫芦画瓢"，即使做得不太好，只要不用力过猛或速度过快，正常的被动牵伸手法没那么容易让人受伤。但如果非要等"学明白"再实践，患者的关节变化可能根本不会给你那么多时间，而且你认为的"学明白"也未见得是"真明白"，因为从没实践过。每位患者都有各自的特点，有些知识实践多了自然就明白了。

SMA被动牵伸是为补偿患者大大减少的日常主动运动而产生的治疗技术，所以理想的频率是"每天都做"，至于具体次数，各家庭可以结合患者的时间、身体情况、实施者的精力体力等因素自行安排。如果条件所迫确实无法做太多次，那么宁可"每天都做一点点，但是天天坚持"，胜过"有时一次做很多，有时几天都不做"。

本章所述不能替代康复治疗师、医生为患者制订的具体计划，如果有条件，应该定期去医院复诊，寻求专业康复人员的评估指导，在专业人士的监督下进行科学的康复管理。

一、手法牵伸的分类

在他人帮助下对肢体进行被动活动是生活中最常见身体活动方法之一。即使没有任何康复知识的人，也知道在感觉不适时活动活动就能舒服一些。但根据经验、知识、技巧不同，手法牵伸的效果差异非常巨大。临床偶见因不良牵伸手法造成肌肉肌腱或骨骼关节损伤的例子，对于类似SMA患者等长期缺乏身体活动的人群，这种风险更应引起注意。本章手法牵伸分类和原则对各类关节活动普遍适用，不局限于SMA患者。

以关节为参照对象，将活动肢体作为圆柱体来看，手法牵伸使关节被动活动大致分为3类：轴向牵伸、弯曲或伸直、旋转。真实的关节活动构成远比这更复杂，为了便于读者理解，本文不作赘述。

（一）描述词汇

1. 近端和远端　　近端指关节中距离躯干更近

的肢体端，远端指关节中距离躯干更远的肢体端。例如肘关节中，上臂（俗称大臂）的一端为近端，前臂（俗称小臂）的一端为远端；膝关节中，大腿的一端为近端，小腿的一端为远端（图2-2）。

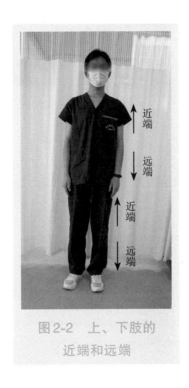

图2-2　上、下肢的
近端和远端

2. 屈侧和伸侧　屈侧指关节屈曲时两端肢体逐渐弯曲接近一侧，伸侧指关节屈曲时肢体弯曲接近的反方向一侧（图2-3）。

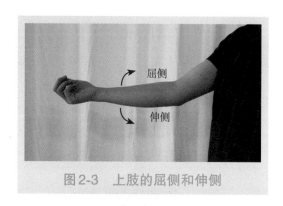

屈侧

伸侧

图2-3 上肢的屈侧和伸侧

3. 牵伸者　牵伸者是给予患者牵伸活动的人，接受牵伸活动的人即是患者本人。

（二）牵伸分类

1. 轴向牵伸　轴向牵伸是将肢体关节部分看作圆柱体，向圆柱的中轴线两端进行牵伸的手法。轴向牵伸的受牵部位包括构成该关节的韧带、关节囊、肌肉、肌腱等组织，关节整体受力均匀，手法感觉活动幅度很小，有时甚至没有活动的感觉。关节组织因受牵而向关节两端扩展开。长期牵伸能维持和扩大关节间隙，保证良好的关节状态。

　　人体的大部分关节都可以通过外力做轴向牵伸。牵伸方式有固定近端对远端的牵伸，固定远端对近端的牵伸，同时牵伸近端和远端将关节牵开，以及合并了横向平移或关节弯曲的综合性牵伸。

　　轴向牵伸关节活动的特点是活动幅度小，力量柔和，活动安全。轴向牵伸关节活动经常应用于严重挛缩变形关节，或受限疼痛明显的关节，还很适合作为大幅度关节牵伸前的起始动作。

　　2. 弯曲或伸直　弯曲或伸直是最常见的上、下肢活动形式，是一端固定不动，使另一端肢体做屈伸活动的手法。被动活动中通常是近端肢体固定，活动远端肢体。主动运动中还有其他方式，本文不做讨论。

　　弯曲或伸直的受牵部位一般为与肢体活动相反方向的肌肉、肌腱、韧带，即弯曲时伸侧肌肉、肌腱受牵，伸直时屈侧受牵，同时关节相关韧带、关节囊还会受到挤压、扭转等力。弯曲或伸直是关节保持正常角度的主要被动活动方式（图2-4、图2-5）。

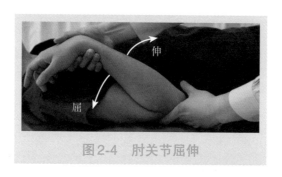

图2-4　肘关节屈伸

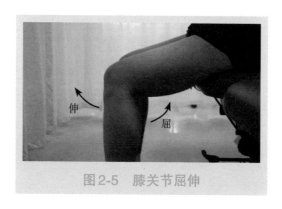

图2-5　膝关节屈伸

　　弯曲或伸直的活动幅度大，被动活动时牵伸者便于用力，尤其对于四肢长骨远端来说。但是，长期缺乏运动的患者关节状态差，也可能有骨质疏松，应密切关注被动活动时用力的幅度、力度、速度、方向、触感等，避免损伤甚至骨折。

3. *旋转牵伸*　旋转存在于部分四肢关节活动中，是通常不太被注意到的活动类型，容易遗漏。SMA患者四肢关节受限常合并旋转动作变形，所以要给予特别关注。

四肢关节的旋转受限往往集中在肩、前臂和手、髋、小腿和足这4处。其中肩和髋是杵臼关节，其旋转动作基本以关节的中心为轴，运动相对简单。前臂和手的旋转由前臂的骨（尺骨和桡骨）构成，上接肘关节，下接腕关节，前臂的转动与这两个关节联系很紧密。小腿和足的旋转由小腿的骨（胫骨和腓骨）构成，向上连接膝关节，向下连接踝关节共同作用，运动构成也比较复杂，需要更细致的牵伸方法。坐位髋内旋和外旋见图2-6、图2-7。

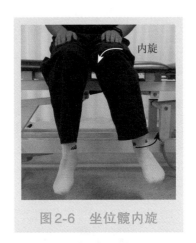

图 2-6 坐位髋内旋

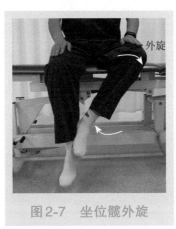

图 2-7 坐位髋外旋

二、牵伸活动方法

本文的牵伸方法以上半身和下半身两大部分

划分，具体手法按各肢体关节描述，每部位说明中按正常关节（图2-8）、受限关节（图2-9）和松弛关节三种情况叙述。

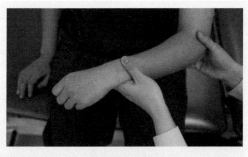

图2-8　正常肘关节

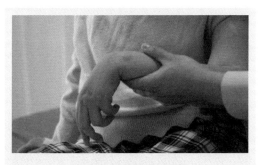

图2-9　受限腕关节

正常关节部分介绍了在关节状态较好的情况下如何进行运动，旨在对关节尚未出现活动障碍时提供预防性指导。因为患者的关节活动能力下降速度通常比预想中快很多，在关节条件良好时就开始科学的被动活动是最理想的，因此对正常关节的预防性活动方式将被放在首位。受限关节部分包括SMA患者出现过的受限部位、形式和相应对策。松弛关节是关节非常松弛、肌力和肌张力都严重低下的关节，此类关节在活动时有需要特别注意的事项。鉴于受限关节需要，会特别写明活动次数、时间和频率，给予经验较少的牵伸者指导性建议。在牵伸熟练后，家庭中的训练可以结合患者实际情况酌情增减，不必在此指导范围内严格执行。正常关节和松弛关节则可以完全以患者感觉舒适为度，无须特别规定。

（一）牵伸时的体位

牵伸活动开始时应该让患者在安静状态下采取舒适且自然的体位，对于SMA患者，这也可能是他们日常生活中保持时间最长的体位姿势。对于不同类型、不同阶段的SMA患者，静息姿势的差异性比较大，一般可以选择卧位和坐位作为起始体位，最基本的是仰卧位。

理想的仰卧位是患者头部和背部平放在床上，双肩放松，手臂自然伸直放在躯干两侧，髋关节放松，双腿完全伸直，双足间距不大于肩宽，双膝关节后腘窝贴床面，足尖朝上，可受重力影响自然分开一些，见图2-10。

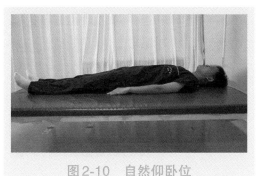

图2-10　自然仰卧位

根据身体情况不同和牵伸手法的需要，患者也可采取侧卧位或上半身略垫高的斜仰卧位。脊柱变形较大的患者会呈现特定角度的躯干侧倾或侧弯卧位，见图2-11～图2-13。只要患者能全身放松的安静躺卧，便是最适合肢体牵伸活动的

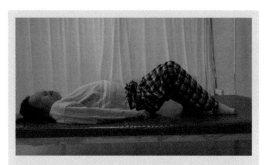

图2-11　仰卧位（下肢关节伸展受限）

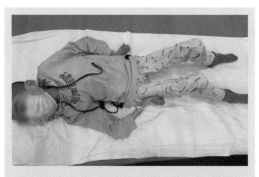

图2-12　仰卧位（四肢关节挛缩）

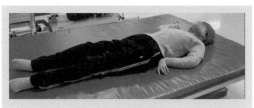

图2-13　仰卧位（四肢关节松弛无力）

体位。

当患者因脊柱侧凸严重、四肢关节挛缩严重、卧位呼吸困难等原因导致无法长时间保持卧位时，也可以选择坐位。坐位可以是无靠背的独立坐位（图2-14），或者是向后靠背或向侧方倚靠的外力支持坐位（图2-15），也可以是半后仰的斜坐位（比前述的斜仰卧位上半身更高些）。

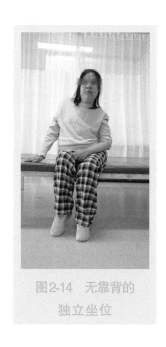

图2-14　无靠背的
独立坐位

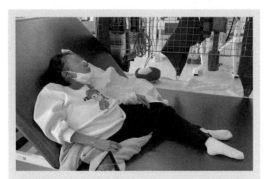

图2-15　向后靠背或向侧方倚靠的斜坐位

　　只能保持坐位的患者，上半身的牵伸动作与卧位基本一样，但下半身的活动幅度会受到很多限制，要根据具体情况判断动作是否可行。本文以仰卧位作为基础起始体位，出现特殊体位或动作时会特别说明。

（二）牵伸的具体方法

1. 上半身牵伸运动

（1）肩关节屈曲

1）体位和手法：患者仰卧位，手臂自然放松在身体两侧；牵伸者一只手托握患者一侧肘关节，另一只手握患者的手部（图2-16）。

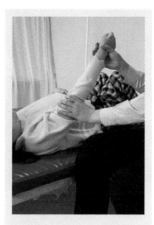

图2-16　肩关节屈曲
牵伸体位和手法

2）正常关节：使肩关节前屈180°至头部，上臂贴近耳侧（图2-17）。

3）受限关节：肩关节前屈到一定位置会发生僵硬的牵拉阻力，托握上臂远端的手不仅需要前屈肩关节，还应同时向上做上臂的轴向牵拉动作；牵伸活动全过程要避免用力向下压紧肩关节，以免导致患者疼痛、受伤（图2-18）。

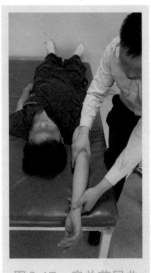

图2-17 肩关节屈曲
正常活动

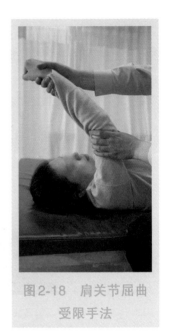

图2-18 肩关节屈曲
受限手法

4）松弛关节：肩关节前屈幅度应控制在180°以内，不要同时向外侧拉胳膊，肩关节屈曲时保持整个手臂伸直。

5）动作要领：单次牵伸动作持续3～7秒，10～30次/组，2～4组/天。随着屈曲幅度的增大，牵伸者会感觉到手上的抵触感（阻力）增强，此时应该慢慢降低屈曲上抬的速度，同时保持力道不变，直到达到患者能接受的最大范围。然后缓慢放松手上的压力，把患者手臂以正常生活速度放回体侧（起始位置）。

6）患者感受：可能出现肩关节前、腋窝、肩胛带等部位的受牵感，长期无法主动活动的患者会感到非常舒适，但要注意对松弛的关节，动作要严格控制在正常活动范围内。受限患者可能有肩峰、肩关节后、肩关节内的压痛或扭痛。询问患者，以其主观感受为牵伸是否充分的判断标准。

（2）肩关节外展

1）体位和手法：患者仰卧位，手臂自然放松在身体两侧；牵伸者一只手托握患者一侧肘关节，另一只手握患者的手部（图2-19）。

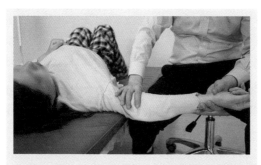

图2-19　肩关节外展牵伸体位和手法

2）正常关节：使肩关节沿床面外展180°至头部，上臂贴近耳侧（图2-20）。

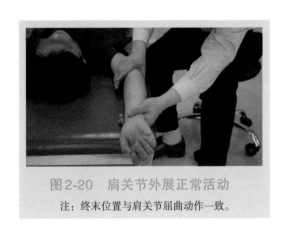

图2-20　肩关节外展正常活动

注：终末位置与肩关节屈曲动作一致。

3）受限关节：外展受限肩关节可能有两种现象，一种是到一定位置时牵伸者会感受到愈加明显的阻力，另一种是在没感受到阻力前患者已经开始觉得非常疼痛。为防止牵伸造成损伤，在沿床面外展关节时速度应该慢一些，无论达到上述哪种情况，都应该慢慢停在患者可以接受的最大角度，保持几秒后再将手臂慢慢放回起始位置（身体侧面）即可。长时间保持在关节最大受限角度不仅容易受伤，还会使患者很痛苦，使患者在今后的训练中下意识地产生抵触情绪，应予以避免。肩关节外展受限手法见图2-21。

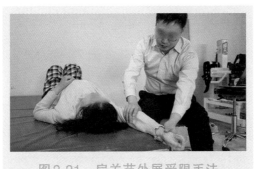

图2-21　肩关节外展受限手法

4）松弛关节：肩关节沿床面外展180°，不要同时向外侧拉胳膊，以免患者因关节松弛而受伤脱位，正常侧抬到头部侧面就可以了。

5）动作要领：单次牵伸动作持续3～7秒，10～30次/组，2～4组/天。首先，肩关节外展与前屈不同的是，手臂应该始终沿床面直到到达最大关节角度。但是，关节受限时能达到的幅度是很小的，所以在沿床面达到最大角度后，还可以把胳膊抬离床面，向体前屈曲，继续向头部方向靠近，直到距离头部最近的位置。这样代偿性的被动手法可以使关节牵伸更充分。其次，肩关节外展90°为分界点，超过90°的肩关节外展将需要结合大幅的肩外旋和关节内滑动。因此，在肩关节外展90°以上时，牵伸者同时手法外旋肩和上臂，可以使外展幅度更大，动作也更平滑顺畅。

6）患者感受：肩峰、腋窝、胸大肌的受牵感是正常的，肩峰或肩胛骨后会在最大受限位置疼痛，不宜让其长时间痛。患者常有"感觉别着劲儿"的说法，往往是因为软组织、韧带、关节囊等部分滑动不利出现卡顿，这时就可以在这个位置采用手臂外展合并前屈的策略了。

（3）肩关节内、外旋

1）体位和手法：患者仰卧位，手臂自然放松在身体两侧；受牵一侧手臂外展90°放在床面上，肘关节弯曲90°，前臂竖立与床面垂直，牵伸者一只手握患者的手部，另一只手托握肘关节，使其在床面不动（图2-22）。

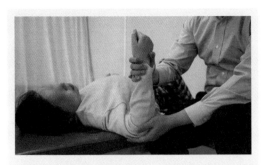

图2-22　肩关节内、外旋牵伸
体位和手法

2）正常关节：肩关节和肘关节不要抬起或移动，肩关节向内旋转90°，前臂和手向下慢慢贴近床面（图2-23）；肩关节向外旋转90°，前臂和手向上慢慢贴近床面（图2-24）。

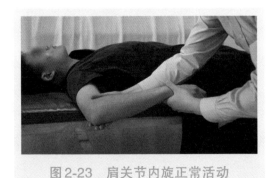

图2-23　肩关节内旋正常活动

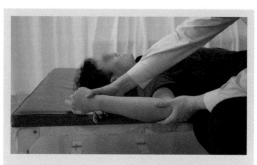

图2-24　肩关节外旋正常活动

3）受限关节：受限的肩关节内、外旋动作疼痛感比较强，尤其对于瘦弱的、长期制动、骨质疏松的患者，牵伸者的动作要轻柔和慎重。对于受限关节来说，先保持关节灵活性比急于大幅增加活动度重要得多，贸然推进牵伸的力道和幅度会适得其反。牵伸者将手和上臂向上外旋肩关节时，肘关节可能跟着一起被向上抬；向下内旋肩关节时，肘关节也常向下平移和伸展，这是人通常产生的代偿动作。所以握住肘关节的手应该保持肘与肩端平，甚至可以帮助上臂一起旋转。肩关节内、外旋受限手法分别见图2-25、图2-26。

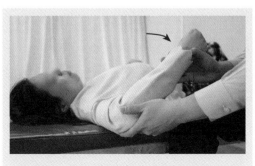

图2-25　肩关节内旋受限手法

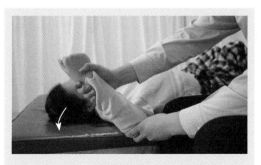

图2-26　肩关节外旋受限手法

4）松弛关节：松弛关节的内、外旋比较轻松，所以需要警惕过分用力造成的脱位。手臂自身的重力完全可以使手臂自己做内、外旋转，所以牵伸者不仅不需要主动用力旋转关节，还要托住患者手和前臂减缓下落的速度，直到手臂完全平放在床面。

5）动作要领：单次牵伸动作持续3～7秒，10～30次/组，2～4组/天。实践中常出现"刚刚开始转动手臂患者就说疼"的情况，此时可以把肩膀再慢慢往回转动一点，然后问患者是不是还疼，确认疼痛明显减轻了，可以再次尝试旋转，反复几次后，旋转的幅度才能安全的增大。有一些患者开始活动时关节非常松弛，但旋转到终末时也会出现小角度的受限，导致前臂和手不能平放在床面。这类情况要在开始时按照松弛关节来对待，到终末受限时慢慢地尝试以受限关节的方法牵伸，牵伸过程中反复和患者确认疼痛的位置和程度。

6）患者感受：牵拉感和疼痛的反馈是牵伸者确定手法力道和动作正确与否的主要标准之一，所以牵伸者应该养成经常问患者感觉的习惯。在长时间的康复管理中，这种感觉反馈能确保患者的运动安全，也能帮助非医务人员敏感地觉察到患者的进步或异常变化。

（4）肘关节屈曲、伸展

1）体位和手法：患者仰卧位或坐位都可以，手臂自然放松在身体两侧。牵伸者一只手握患者的手部，另一只手托握患者肘关节（图2-27）。

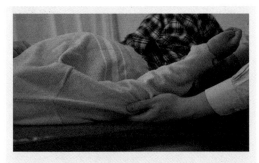

图2-27　肘关节屈曲、伸展牵伸
体位和手法

2）正常关节：肘关节弯曲时，牵伸者握患者的手向肩膀靠近，直到够到肩膀。肘关节伸展时，牵伸者握患者的手将手臂完全伸直（图2-28）。

3）受限关节：临床上，SMA患者肘关节的屈曲和伸展动作都可能有受限（图2-29）。屈曲时，牵伸者握患者手靠近肩膀，越接近受限角度，牵伸者越会感觉到手上的抵触感增强。这时不要

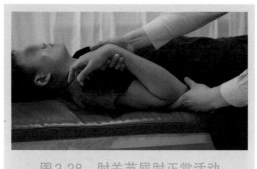

图2-28　肘关节屈肘正常活动

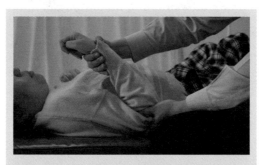

图2-29　肘关节屈曲受限手法

全力推进关节角度，要在持续给予关节压力的同时，阶段性地推进屈曲角度，同时询问患者感受，在患者可接受的范围内活动。

肘关节伸展时，牵伸者将前臂伸直，同时托住肘部让关节达到伸展的最大角度。这时手臂内侧能观察到肌肉和肌腱的紧绷（皮下肌腱耸起或者触摸到肌肉很硬），在保持肌肉紧绷的状态下用手延肌肉走行方向按摩肌肉，能增加受限肌肉、肌腱的弹性和延展性，也能分散患者注意力，减轻受牵区域的痛苦。

4）松弛关节：肘关节的屈伸方向相对简单，松弛关节的总体活动方式与正常关节类似，但应注意在终末位置不需要继续用力压迫关节，如用力屈肘压到肩前，或者用力过伸肘关节，以免使患者受伤。

5）动作要领：单次牵伸动作持续3～5秒，10～30次/组，2～3组/天。前述屈肘动作要求"屈肘使手靠近肩"（图2-30），有患者或家属会认为"屈肘到胸口"（图2-31）就已经算是达到全范围，但实际上还是存在小幅度的受限。日常活动时看不出影响，但过于迁就这个动作，可能在将来造成肩关节外展和外旋，以及前臂旋后的受限，应该引起注意。

伸肘运动从力学上说，是使手部以肘关节为轴做弧线运动，但受限的肘关节会使手臂呈现以

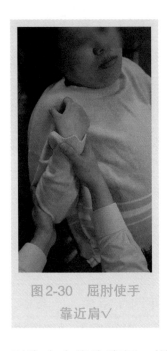

图2-30　屈肘使手
靠近肩√

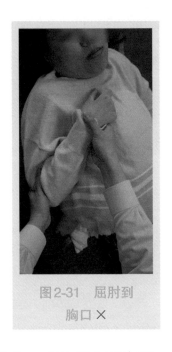

图2-31　屈肘到
胸口✕

肘为支点像跷跷板一样的动作，牵伸者向下压手，肩部就会抬起来。为避免这种异常受力，应该把伸直肘部的牵伸动作，看成"手部远离肩的运动"和"手部以肘为轴的弧线运动"两个动作，共同作用（图2-32）。

　　6）患者感受：SMA患者大多肘关节很松弛，被动的屈伸动作容易被照护者忽略，每天屈伸能很大程度减轻手关节的重力负荷，使患者感觉舒

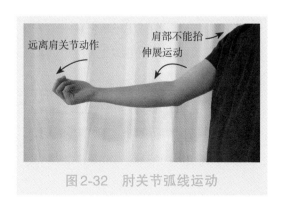

图2-32 肘关节弧线运动

适，哪怕每天屈伸动作时间不长也应做一做。

受限关节的肘部内、外侧都可能疼痛，关节挛缩严重的患者还可能出现关节内疼痛。正如前面所说，要在牵伸过程中随时询问患者感受，动作也要阶段性推进，防止过猛而造成伤害。牵伸过程中适当按揉紧绷的肌肉、肌腱，有助于缓解患者的痛苦，预防日后患者产生抵触情绪。

（5）前臂（小臂）旋转：前臂旋转是SMA患者家庭牵伸中特别容易被忽略的一个动作，但这个动作却在患者功能动作中起到非常决定性的作用。在关节正常或松弛的患者中，无须过多关注，因为在其他上肢运动中已经有很多连带的活动。

前臂旋转受限中，绝大多数患者出现的是"旋后受限"，也就是"前臂只能保持在旋前位"，少数患者是相反的"旋前受限"。

1）体位和手法：患者仰卧位或坐位都可以，手臂自然放松在身体两侧。牵伸者一只手握患者的手腕（不是手部），另一只手托握肘关节（图2-33）。

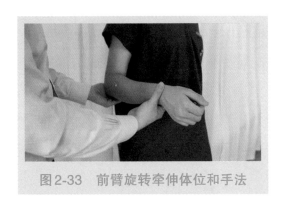

图2-33　前臂旋转牵伸体位和手法

2）正常关节：上臂自然下垂放松，肘关节弯曲90°，前臂保持水平。前臂向外旋转至手心向上，为旋前动作（图2-34）；前臂向内旋转至手心向下，为旋后动作（图2-35）。

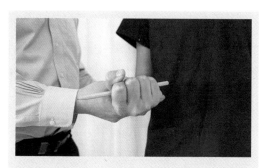

图2-34　前臂旋前正常活动

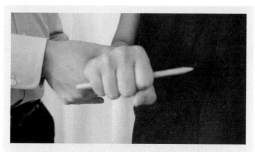

图2-35　前臂旋后正常活动

3）受限关节：包括旋前受限和旋后受限。

旋前受限：与旋后受限动作方向相反，动作方法和原理完全相同，此处略。

旋后受限：常见的受限状态，很多家属描述"手掌向下叩着，手心不能向上翻"（图2-36）。牵伸者要用手指握住手腕，做手掌上翻的旋后动作，另一只手要把肘关节固定，不能随手掌转动。前臂旋后的受牵肌群主要集中在前臂的桡骨、尺骨之间，以及部分表浅的肌肉群，因此牵伸的受力位置分布在整个前臂。所以做前臂后旋时，可以把前臂旋后翻转到最大幅度，维持的时间尽可能长一些。这些肌群可以承受比较持久的拉力，加之正常的活动幅度也不大，很少出现动作过力而受伤的情况。

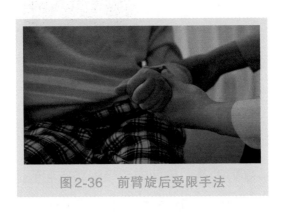

图2-36　前臂旋后受限手法

4）动作要领：运动频率随肘关节屈伸同步。

5）患者感受：这个动作患者很少觉得疼痛，受限的产生伴随着患者的成长，发展速度很慢，隐蔽性强，宜早做这个动作进行预防性牵伸。另外要注意，在用力旋转手腕的时候，不要用力过大导致手腕瘀青和损伤，很多患者手腕过细、骨质疏松，切忌造成不必要的伤害。

（6）手腕和手指弯曲、伸展：在家庭中，大多数照护者（例如家属、护工）很少能做到这一步。这种远端的活动比起前面的几个动作来说相对次要一些，如果没有精力把全部牵伸都做一遍，这一步可以暂时略过。

1）体位和手法：患者仰卧位或坐位都可以，手臂自然放松。牵伸者一只手握患者的前臂或手腕，另一只手随动作不同按压牵拉相应的位置（图2-37）。

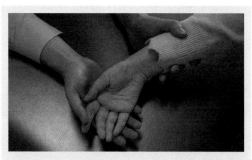

图2-37　手腕和手指弯曲、伸展牵伸
体位和手法

2）正常关节：手腕做屈伸运动，在屈伸之前可以先做腕关节牵伸松动，在放松状态最大可以达到90°。手指屈曲，牵伸者用手握在患者手指外面，将其四指屈曲拇指内收握成拳头；手指完全伸展时，牵伸者用手将患者手指张开，充分伸直（图2-38）。

3）受限关节：SMA患者手部经常呈手腕和手指同时屈曲受限，牵伸时手腕和手指要分别进行。手腕牵伸时同样先适当松动腕关节，然后做腕关节伸展动作。手指伸直时可以先把手掌伸开，这时即使四指弯曲更紧也没关系。保持手掌平伸一段时间后，掌和指关节都会松解一些，再做手指伸直动作将更容易。动作次数不限，以感觉患者手部关节更松弛、活动度有增加为适宜。手腕、手指弯曲、伸展受限手法见图2-39。

4）松弛关节：手指伸直的手法要从手掌开始，牵伸者用手沿手掌和手指根部向指尖慢慢抚平四指，拇指则可以用另一只手伸直，尽量达成腕、掌、指都充分伸直的最终形态。

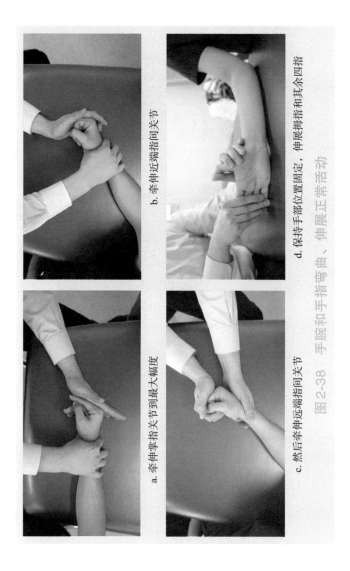

b. 牵伸近端指间关节

d. 保持手部位置固定，伸展拇指和其余四指

a. 牵伸掌指关节到最大幅度

c. 然后牵伸远端指间关节

图2-38　手腕和手指弯曲、伸展正常活动

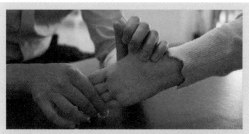

a.手指受限不能伸直时，牵伸和抓握患者的力度要柔和，动作要有弹性

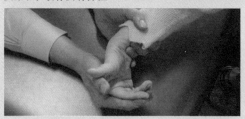

b.患者拇指内收影响牵伸动作时，应把拇指伸展开，再做四指弯曲动作

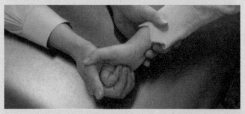

c.无论患者手指能不能完全屈曲握拳，都应按照"掌指关节→近端指间关节→远端指间关节"的顺序，依次牵伸

图2-39　手腕和手指弯曲、伸展
受限手法

5）动作要领：手部牵伸一般按照"从手腕到手掌再到手指"的顺序，大关节松解后小关节活动会更松弛一些。

6）患者感受：松弛的手部牵伸需要防止小关节受伤，各关节伸展不要太过分，屈曲时也只达到正常关节角度即可。手腕屈伸的压力也都不要太大。对于活动能力显著下降的患者，手部运动可能参与了其大多数的日常功能（用计算机、手机，进食，写字等），牵伸者的手法可以在患者不感到疼痛的范围慢慢尝试，避免患者因为牵伸痛而影响了这些重要的日常功能。

2. 下半身牵伸运动

（1）髋关节屈曲

1）体位和手法：患者仰卧位，腿自然放松，平放在床面（图2-40）。如果关节受限影响腿放平，尽量把双腿伸直，膝关节朝向天花板（图2-41），膝关节挛缩严重的可以在腘窝下面垫垫子。牵伸者一只手托握患者的足踝（实践中可托足跟），另一只手扶着膝关节保持腿伸直（图2-42）。

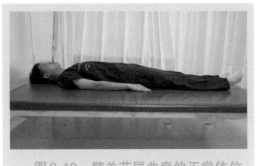

图2-40　髋关节屈曲牵伸正常体位

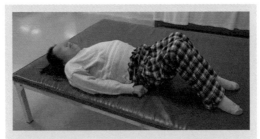

图2-41　髋关节屈曲受限牵伸体位

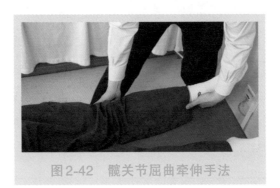

图2-42　髋关节屈曲牵伸手法

2）正常关节：将患者大腿抬高，膝关节保持自然伸直，逐渐抬到最大角度。最大角度能达到70°~90°的都可以看作正常角度（不妨碍生活中的基本活动）。不经常运动的患者活动幅度可能更小（尤其是成年男性），但经过足够长时间的训练也都可以达到接近90°的幅度（图2-43）。

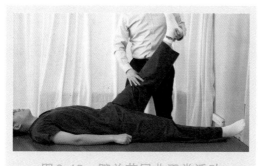

图2-43　髋关节屈曲正常活动

3）受限关节：大腿的受限往往同时出现在髋关节和膝关节。起始位置要保持髋关节尽量伸直，大腿尽量贴近床面，髋关节不要太外展。在保持膝关节一直尽量伸直的状态下抬大腿，牵伸者扶着膝关节的手要保持膝关节一直朝向天花板，直到达到最大髋关节外展角度。此时的关节角度一般都远远小于70°，判断最大角度的标准是"在保持膝关节尽量伸直状态下，患者能接受的髋关节最大外展角度"。

在达到最大角度后，应在此做小幅度、有弹性、轻快的上、下牵伸动作，幅度无须太大，但要持续保持一定的压力（图2-44）。

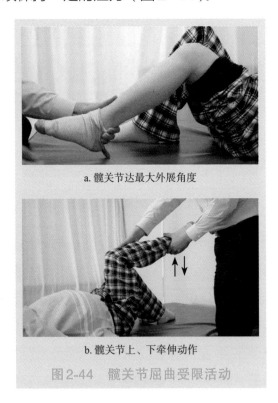

a. 髋关节达最大外展角度

b. 髋关节上、下牵伸动作

图2-44　髋关节屈曲受限活动

4）松弛关节：松弛关节活动与正常关节类似，牵伸者需要特别注意扶着膝关节的手不要给予过分的压力，反而应该稍微托着膝关节下方，避免膝过伸。屈髋动作基本无阻力，所以要防止过大的牵伸幅度，超过90°的直腿屈髋对患者基本无意义。

5）动作要领：单次牵伸动作持续5～10秒，10～40次/组，2～4组/天。实际中常看到很多牵伸者在下肢的运动中过分用力，这是无益的。对正常关节或松弛关节，不必要的用力只是让牵伸者平白耗费体力，不如保持好精力用在患者照护的其他方面。对受限关节来说，用力过大、过猛会使动作走形，更容易拉伤关节。遵循"在最大牵伸角度，进行小幅度、有弹性、轻快的牵伸"这一原则，对所有受限关节动作都适用。

6）患者感受：牵伸感可能出现在大腿后、腘窝、膝关节、内侧小腿肚、腹股沟，甚至腰部和臀部。受限关节的腿部牵伸疼痛很常见，在患者能接受范围内渐进地牵伸，活动角度最终会随时间扩大，应该尽量坚持。

（2）髋关节伸展：髋关节的伸展可以选择仰卧位牵伸，也可以选择侧卧、俯卧等体位牵伸。此处以仰卧位牵伸为例。

1）体位和手法：患者仰卧位，腿自然放松，平放在床面。如果关节受限影响腿放平，尽量把双腿伸直，膝关节朝向天花板（膝关节挛缩严重的可以在腘窝下面垫垫子）。牵伸者一只手托在足下面，托住腿的重量；另一只手扶膝关节（图2-45）。

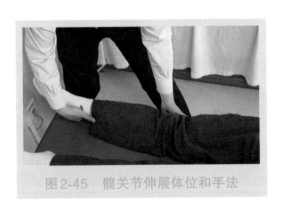

图2-45　髋关节伸展体位和手法

2）正常关节：让患者躺在床沿边，臀部紧贴床沿，大腿略外展于床外，牵伸者托膝关节的手从完全承托大腿重量逐渐放松，直到大腿垂在床边，形成髋关节后伸动作（图2-46）。

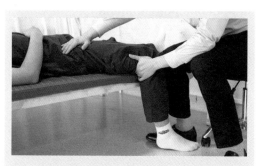

图2-46 髋关节后伸正常活动

3）受限关节：受限关节的牵伸与正常关节大同小异。SMA患者下肢大关节的受限往往同时呈屈髋和屈膝两个姿势。牵伸时，牵伸者将托膝关节的重量放下后，还应握住小腿或手扶膝关节继续向下用力。同时放在髋关节上的手感受大腿、腹股沟、下腹部的紧绷程度，在肌肉充分绷紧时可以用手沿肌肉走行方向抚按。抚按维持一段时间后，屈髋（抬起大腿），使受牵肌肉、肌腱得到缓解，而后继续重复牵伸和抚按（图2-47）。

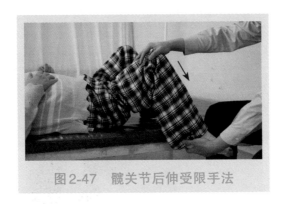

图2-47　髋关节后伸受限手法

4）松弛关节：松弛的髋关节伸展无须特别牵伸。髋关节松弛时，放任大腿完全自然下垂容易产生脱位倾向，做此动作要谨慎。

5）动作要领：单次牵伸动作持续7～10秒，10～40次/组，2～4组/天。与其他动作不同，伸髋动作时牵伸者用力越少，对患者的牵伸越强，牵伸者越用力托住大腿，患者反而不受牵伸力。当患者下肢比较瘦弱，牵伸者在完全放开大腿重量时下肢仍无法完全下垂到床边。此时牵伸者可以制定两阶段目标进行操作：第一阶段，以将大腿完全平放在床面为目标，但髋关节不能外展代偿得太厉害；第二阶段，以大腿继续沿床边下垂为目标。对于大腿较重的患者，牵伸者可以借助自己的腿，或者其他工具来精细控制抬举、放下的幅度。一些患者髋关节外展受限，则需要优先考虑扩大髋关节外展幅度，不仅为了方便把腿放在床沿外，还因为扩大外展幅度有益于关节多方向的活动。

6）患者感受：一般伸髋关节时，对大腿远端（膝关节）的重力或压力使大腿、腹股沟、下腹部有明显的牵拉感，以患者感觉可以接受为宜，不需要过分压膝关节。髋关节后伸一般为15°左右，幅度随年龄增长还可能减小，所以不需要做过大幅度后伸动作。

（3）髋关节外展、内收

1）体位和手法：患者仰卧位，双腿自然放松平放在床面。如果关节受限影响腿放平，尽量把双腿伸直，膝关节朝向天花板（膝关节挛缩严重的可以在腘窝下垫垫子）。牵伸者一只手托膝关节，另一只手握足踝（图2-48、图2-49）。

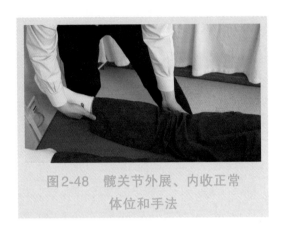

图2-48 髋关节外展、内收正常
体位和手法

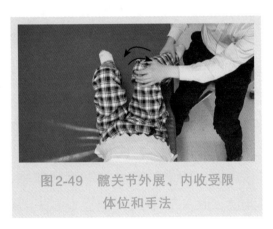

图2-49 髋关节外展、内收受限
体位和手法

2）正常关节：外展患者一侧髋关节，大腿沿床面伸直，向外分开，最大角度约为45°（图2-50）。

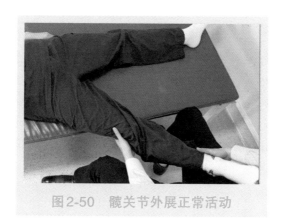

图2-50　髋关节外展正常活动

3）受限关节：髋关节外展受限表现为患者大腿分不开或者分开幅度很小，大腿内侧有受牵的僵硬感觉。所以外展时，牵伸者主要用力作用于膝关节。除此之外，还有另一种外展牵伸方式，尤其适用于下肢不能完全伸展的患者。患者双下肢弯曲，使大腿直立在床上，牵伸者一只手固定患者足，另一只手分开大腿向外展。这个外展动作合并了髋关节外旋，但是所牵拉的肌肉基本相同，也是很有效的外展牵伸方法（图2-51）。

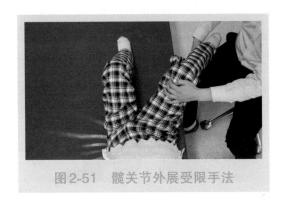

图2-51　髋关节外展受限手法

4）松弛关节：松弛的髋关节外展需要严格注意控制角度，到大约45°即止，防止脱位。

5）动作要领：单次牵伸动作持续7～10秒，10～40次/组，2～4组/天。即使外展髋关节的活动幅度不大，患者的受牵拉感也很强，因此牵伸动作也要和缓持续，有经验的牵伸者还可以适当加入外旋髋关节的力。另外，还可以采取前述几个动作运用的"按揉紧绷肌腱"的做法，对患者大腿内侧受牵疼痛的肌肉缓慢往复地抚按。

6）患者感受：患者大腿内侧出现疼痛，偶尔有患者反映膝关节内侧痛。如果疼痛在可以接受的程度以内，在达到最大幅度后可以多维持一段时间，让肌肉慢慢适应牵拉感，如此活动幅度会逐渐增加。

（4）膝关节伸展、屈曲

1）体位和手法：患者仰卧位，双腿自然放松平放在床面。如果关节受限影响腿放平，尽量把双腿伸直，膝关节朝向天花板（膝关节挛缩严重的可以在腘窝下面垫垫子）。牵伸者抬起一侧下肢，一只手扶膝关节，另一只手握足踝（图2-52、图2-53）。

2）正常关节和松弛关节：大多数SMA患者的膝关节是松弛的，牵伸者弯曲膝关节，尽量使小腿肚完全贴到大腿，膝关节可以朝向天花板，

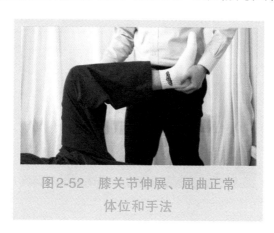

图2-52 膝关节伸展、屈曲正常
体位和手法

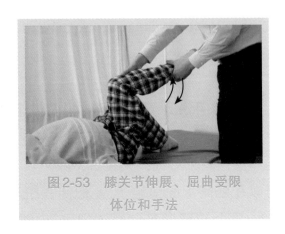

图2-53 膝关节伸展、屈曲受限
体位和手法

也可以向上靠近患者胸口。活动中随时询问患者感受，关节不应出现疼痛，轻柔缓慢地做屈曲、伸展，然后回到原位。膝关节屈曲正常活动见图2-54。

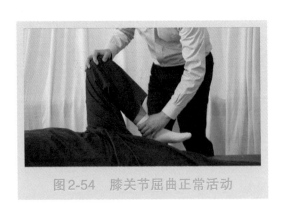

图2-54 膝关节屈曲正常活动

3）受限关节：SMA患者膝关节受限时，起始位即是膝关节的最大伸展位。伸展膝关节，牵伸者把患者双腿尽量伸直，把足跟固定在床面上保持一定的伸展牵拉力。一只手放在膝关节（髌骨）上，垂直向下压使腘窝慢慢贴近床面；另一只手可以放在腘窝后。一来能感受腘窝受牵的紧绷程度，二来可以避免手给膝关节带来过大的压力，保护关节。下压动作幅度要小，力量可以大一些，动作应柔和且持续，不要有一顿一顿的感觉。伸展动作以患者能接受的最大幅度或完全贴到床面为终点，然后再慢慢放松压力，逐渐回归到初始位置。膝关节屈曲受限手法见图2-55，注意不要用力过大。

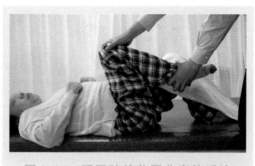

图2-55 受限膝关节屈曲牵伸手法

4）动作要领：单次牵伸动作持续7～10秒，10～20次/组，2～4组/天。

5）患者感受：膝关节屈伸动作可以使患者大腿前后肌肉和膝关节舒展放松，消除长期制动的不适感，对患者日常照护有很大意义。

（5）踝关节背屈

1）体位和手法：患者仰卧位，双腿自然放松平放在床面。如果关节受限影响腿放平，尽量把双腿伸直，膝关节朝向天花板（膝关节挛缩严重的可以在腘窝下面垫垫子）。牵伸者一只手握住足跟，同时把患者足掌用手腕和手臂顶住；另一只手握患者足踝，保持足的位置不随牵伸动作抬起或者移动（图2-56）。

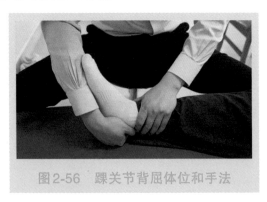

图2-56　踝关节背屈体位和手法

2）正常关节和松弛关节：大多数SMA患者的足踝是松弛的。牵伸者握住足跟的手不能让足脱离，顶住足掌的手臂手腕要绷直，使足掌背屈达到最大幅度。足踝背屈通常可以达到20°～30°，不需要过分用力使之背屈（图2-57）。

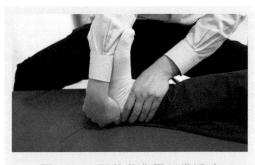

图2-57　踝关节背屈正常活动

3）受限关节：足踝受限的患者很少，动作上和正常踝关节背屈的方法一样。牵伸者在足底的主要用力点应该在前足掌，若用在足跟上，压力只能传导到足踝和小腿，对关节牵伸的作用很小，是白费力气（图2-58）。

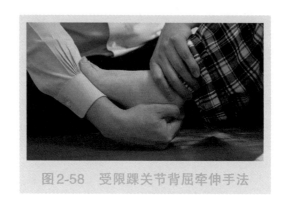

图2-58 受限踝关节背屈牵伸手法

4）动作要领：单次牵伸动作持续5 ~ 7秒，10 ~ 40次/组，2 ~ 4组/天。牵伸用力时，足尖尽量直立向上。不要在牵伸的同时不知不觉把足抬离床面，如果需要抬高肢体，应该用垫子、枕头、被子等把腿整个垫高，但足不能在牵伸时悬空。

5）患者感受：足踝活动充分时，长期制动的患者会感到小腿很舒展，对患者日常照护有很大意义。

最后仍然要提醒的是，患者因不同的身材、症状、分型、环境、体力等因素而具有很大的个体差异，所以本文推荐的牵伸频率、次数和运动量只是一种指导性运动处方。如果有条件就医，应当寻求专业康复治疗师和医生给予个性化建议，以达到更理想的康复效果。

第三章

安全搬运转移指导

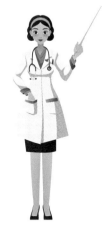

请想象这样一个场景，一个SMA患者的妈妈，在把孩子抱到床上、整理好他的床铺以后，靠在一旁的沙发上短暂休憩（图3-1）。随着孩子个子长大、体重增加，妈妈已不能像小时候一样把孩子轻松地抱起来了（图3-2）。就在昨天从床上挪到轮椅上的时候她扭了一下腰，晚上睡觉时腰和后背都疼得很厉害，不敢平躺。其实她的下背部、腰部还有两个胳膊，隐隐作痛的现象早已持续好几个月了（图3-3）。刚开始自己揉揉、

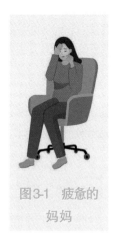

图3-1　疲惫的妈妈

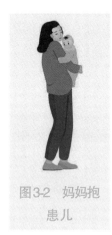

图3-2　妈妈抱患儿

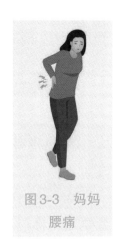

图3-3　妈妈腰痛

活动活动就能缓解，后来做了物理治疗，看了骨科。医生要求她多休息缓解劳损，但是一抱孩子就得用腰和背的力量，还有那么多家务要做，怎么可能休息那么久呢。

妈妈从一开始就知道要长时间照顾孩子，要克服很多困难，陪孩子慢慢长大。但是这样下去，妈妈长期忍受疼痛，孩子的看护质量也会降低，有没有既节省体力又高效的患者搬运转移方式呢？其实很多SMA患者的家庭都在面对这样的问题。

一、安全搬运转移的目标和细节要点

（一）目标

SMA患者的安全搬运转移追求的是两个核心目标。

第一个目标：转移中的患者身体安全。搬运者要在转移过程中保证不使患者因滑脱、掉落而摔伤（图3-4），在放下患者时保证平稳缓放，还要在全程尤其注意容易下垂的头部、四肢，防止因磕碰、挤压、扭伤和甩动造成危险。

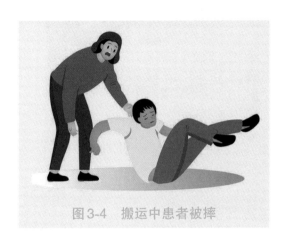

图3-4　搬运中患者被摔

第二个目标：防止搬运者自己的劳损和扭伤。搬运者抬举和放下患者时弯下或扭动腰部带来的脊柱压力，固定的不良姿势，经常、反复采取一种姿势等可导致搬运者劳损和扭伤（图3-5），如俯身弯腰给患者翻身、从低处搬抬患者到高处、为患者洗澡。

第一个目标显而易见，第二个目标常被忽略，事实上两个目标同等重要。

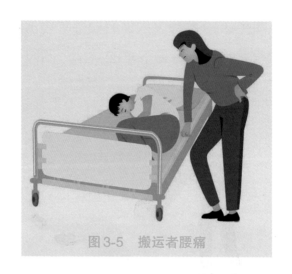

图3-5　搬运者腰痛

（二）细节要点

为了同时满足上述的两个目标，一些细节要点需要引起足够的重视。

（1）搬运的对象是人。搬运转移患者时，搬运者的动作有很多，例如抬举、慢放、推动、拖拽、支撑、扶持，所有这些动作消耗都很大。在保全患者安全的同时，搬运者做一些转移动作时，患者可以共同用力，使搬运者轻松一些，但大多数患者仍然需要很大的搬运力量才能完成体位转移。人的身上很少有方便抓握和控制的部位，如果患者穿上可抓握的身体绑带，或者转移时运用降低摩擦力的床单，可以显著减少搬运者的体力消耗。

（2）搬运转移操作前，应该养成事先整理转移环境和患者衣服或覆盖物的习惯。实践中常有搬运患者过程中剐蹭周围家具物品，或者踩到鞋子等杂物，造成患者和搬运者受伤的案例。在转移前考虑好路线、用力方向，是否需要转身、抬高等动作，清除或避开障碍物（图3-6），尽量缩短搬运距离等，然后一气呵成地完成搬运。事先整理患者衣物，也减少了搬运者在转移患者后的

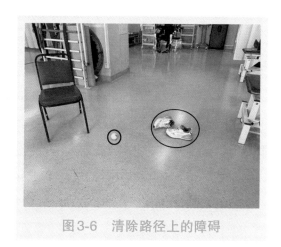

图3-6　清除路径上的障碍

再次抬举、转身。

（3）姿势决定所运用的肌肉。在进行重体力劳动时，每个人的惯用姿势往往在最开始的几次搬运中固定下来，很长时间都不会改变。这种姿势的固定源于搬运者的用力习惯、优势肌肉群、身材差异、客观环境等因素。搬运时有意识地调整身体负重位置，尽量使负重分散在身体多个部位，避免大幅度的动作，尤其是长时间的或重复多次的，比如反复弯腰、转动身体或者从距离患者较远的地方开始用力搬抬。

（4）搬运转移中的关键技巧其实是一些平时容易忽略的细节。搬运转移患者的最理想高度是搬运者的腰与髋关节水平之间（图3-7），过高或过低都会增加搬运者的身体负担。

推或拉的动作，优于抬举或放下的动作；以搬运者的视角向前推或向后拉的动作，优于左右推拉的动作。如果必须抬举或放下患者，高低跨度最好保持在搬运者的胸部水平与臀部水平之间，改变姿势或位置时，应尽量使自己的身体贴近患者重心（图3-8、图3-9）。

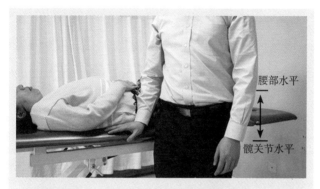

图 3-7　搬运转移患者的最理想高度

注：患者重心的理想位置在搬运者的腰与髋关节水平之间。

腰部水平

髋关节水平

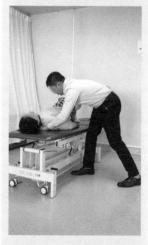

图 3-8　错误姿势

注：位置低，距离远。

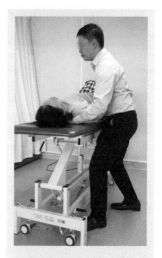

图 3-9　正确姿势

注：位置适宜，距离近。

在移动患者之前，即使患者不能协助用力，也应该先给患者讲清楚你要做什么（图3-10），很多SMA患者的不适是普通人想象不到的。

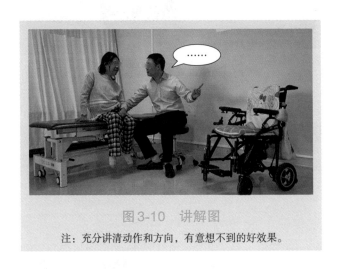

图3-10　讲解图

注：充分讲清动作和方向，有意想不到的好效果。

（5）有条件时还可以改造搬运环境，例如床或澡盆的高度，轮椅的扶手、靠背和侧方支撑。容易被忽略的细节包括光线不够明亮导致的日常小磕小碰，地面打滑或太涩、凹凸不平或者有高低差（台阶或门槛）等，这种看似微小的不便在日常反复积累中会增大搬运者和患者的精力损耗。

搬运者自己衣着过紧或过松，也会导致掣肘或姿势异常。

二、安全搬运转移方法

所谓搬运转移患者，归根结底是将患者的身体重心从一个空间位置移动到另一个空间位置，因此掌握身体的重心位置是转移患者的基本要点。通常人的重心集中在躯干下半部分，根据体型的不同或上、下肢的屈伸程度而略有差异。正面站立和侧面坐位时的重心见图3-11、图3-12。四肢越伸展，重心越分散开；四肢越收紧，重心越集中在核心。在某种意义上，有效地移动躯干重心，摆放到需要的身体姿势，就是一次成功的搬运转移。

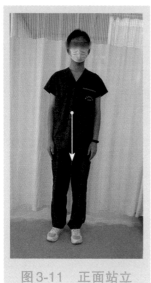

图3-11　正面站立

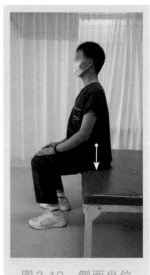

图3-12　侧面坐位

（一）仰卧时的平移和翻身

患者仰卧位时，在床面的平移和翻身是两个主要的转移方式。以下动作以患者无法给予任何有效协助为前提，如果患者可以用力，转移自然更加轻松高效。

1. 平移　床面平移的最大阻力来自患者身体与床面的摩擦力。将患者上肢屈抱在体前或抬起大腿然后移动（减小摩擦面积），利用床单帮助移动（减小摩擦系数和增加搬运施力点），是简单的改良搬运手段（图3-13）。

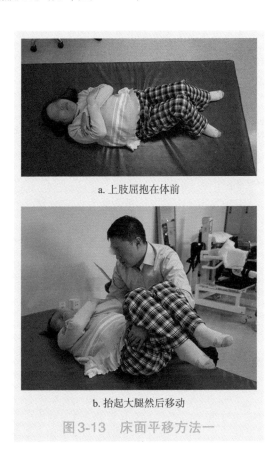

a. 上肢屈抱在体前

b. 抬起大腿然后移动

图3-13　床面平移方法一

　　床面平移的另一种策略是，先使患者侧身躺，然后分别移动身体各部位，再使其躺平（图3-14）。

　　侧身躺时患者的摩擦面积也会减小，而且搬运者在搬抬时能充分控制住躯干重心（尤其是臀部或骨盆）。

　　2. 翻身　　翻身动作一般比平移略省力一些。在空间足够的情况下，旋转患者的躯干一侧就可以翻身。一些SMA患者上肢无力且脆弱，翻身前要先把双臂屈抱到胸前，防止翻身后压迫或扭伤肢体。

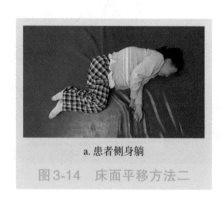

a. 患者侧身躺

图3-14　床面平移方法二

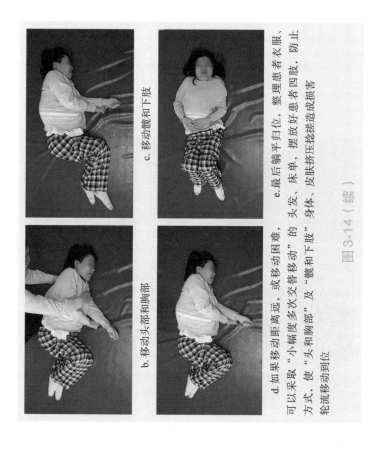

c. 移动髋和下肢

b. 移动头部和胸部

d. 如果移动距离较远，或移动困难，可以采取"小幅度多次交替移动"的方式，使"头和胸部"及"髋和下肢"轮流移动到位

e. 最后躺平归位，整理患者衣服、头发，摆放好患者四肢，防止床单、身体、皮肤挤压褶搓造成损害

图3-14（续）

（二）从卧到坐、从坐到卧

从卧位起身后的坐位可以分为床上坐位（图3-15）或床边坐位（图3-16），区别在于腿是放在床上还是床下。

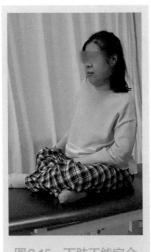

图3-15　下肢不能完全伸直的床上坐位

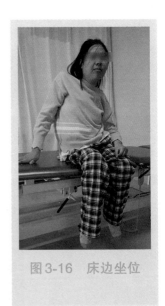

图3-16　床边坐位

如果是床上坐位，在患者完全无法用力协助的情况下，搬运者直接将患者躯干扶起直立就可以，头部控制不好的患者需要托住头部。床上坐位是一种比较安全的坐位，适合肌力过于衰弱的部分SMA患者变换身体姿势和受力，坐起来后如果膝关节无法伸直，可以把腿弯曲平放在床上。

如果是床边坐位，搬运者可以先将患者侧过身来，把双腿伸出床沿，然后扶起上半身。如果需要先扶起患者再转身向床边一侧，搬运者需要在转身时注意不能只拖拽患者的腿，应该以臀部为轴将躯干转向床边，腿部随着躯干的转动而移动过来（图3-17）。

无法独坐的患者床边坐位时需要给予躯干的支撑，如果床垫过于柔软或床单很滑，要小心患者滑下床沿摔伤。帮助患者躺下的程序更简单一些，搬运者一只手托扶患者躯干慢慢放平在床上，同时另一只手慢慢抬起其双腿放回床上。

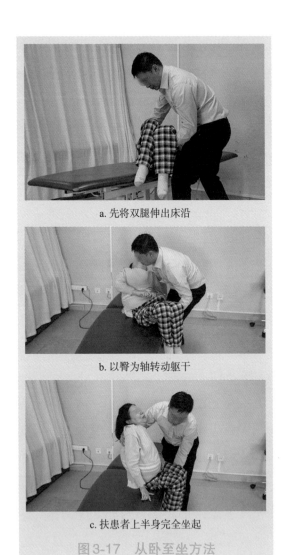

a. 先将双腿伸出床沿

b. 以臀为轴转动躯干

c. 扶患者上半身完全坐起

图3-17　从卧至坐方法

（三）床和轮椅间的转移

对于下肢毫无支撑能力的部分SMA患者，床和轮椅间的转移通常需要采取抬举动作，搬运者的动作必须平稳，为保证平稳，需要额外的体力消耗。正如前面所说，床和轮椅间的转移需要事先整理和评估转移路径上的障碍，例如轮椅的踏板和扶手要完全打开、轮椅与床要充分接近、搬运的路径上地上不能有鞋或其他障碍物。

搬运者是能直接将患者放到轮椅或床上，还是需要转身、绕路，再放到目的地，搬运者对这些应该做到心中有数。搬运时，除了不要让四肢随意地垂到外面（上肢屈抱胸前，下肢并拢），还应该注意头颈部的保护。不可独坐的SMA患者对头颈部的控制能力很差，如果搬运者抱起和放下时速度太快、力度太猛，有可能伤及患者头颈部。

对于下肢具有一定支撑能力的患者来说（不需要有力量伸直腿，骨骼结构允许承重就行），可以采取另一种床和轮椅间的转移方式（图3-18）。

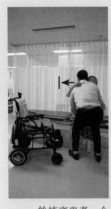 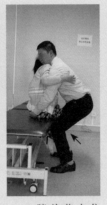 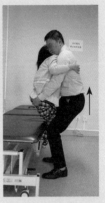

a.轮椅离患者一个身位　　b.膝关节夹住患者双膝　　c.站直身体

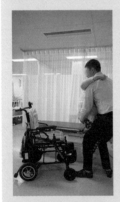 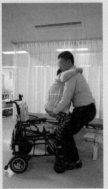 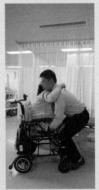

d.搬运者自己站直带动患者起立　　e.转身，使患者背冲轮椅　　f.搬运者竖直半蹲，平稳放下患者

图3-18　床和轮椅间的转移方法

　　以从床到轮椅的转移为例，在事先整理和评估好转移环境之后，将轮椅侧面贴着床沿边，离患者一个身位的距离。

　　患者在床边保持坐位，如果自己不能独坐，就由搬运者扶着上半身。患者的双膝并拢，双足着地，搬运者屈双腿略半蹲，用双膝内侧夹在患者双膝外侧，起到固定作用。

　　搬运者面对患者抱住躯干，自己向上站直的同时也带动患者起立，双膝夹住患者腿部保持其直立，而后向轮椅方向转身，此时患者背冲轮椅，搬运者弯腰弯腿将患者平稳放下，转移完成。

　　通过上面的描述可以看出，在这种转移方法中，轮椅和床并没有太大区别，只是两个座位之间的转移而已，但相比前一种转移动作大大节省了体力。如果受客观因素影响无法将轮椅和床离得那么近，搬运者是可以在站直之后用膝盖夹住患者双腿走几步过去的。搬运者还可以让患者戴上搬运绑带，节省上肢环抱躯干的力量。

　　以上是关于SMA患者家庭日常搬运转移时要考虑的各个要点。即便没有这种指导，人们也一样有自己搬运转移患者的方法，但以上技巧由过往许许多多人以自身的经验总结而来，具有很强的实践价值。为了自己身体和患者生活的长远考虑，建议大家认真学习并善加练习。科学照护不仅使患者更安全，也更好地保护了照护者自己。